AF610330

LA
VACCINE JUSTIFIÉE,
OU
LE PÈRE DE FAMILLE
ET SON MÉDECIN.

Cet opuscule, auquel la société pour l'instruction élémentaire a décerné un prix dans la séance du 5 avril 1826, est orné d'une gravure représentant la marche de la vraie vaccine.

LA

VACCINE JUSTIFIÉE,

OU

LE PÈRE DE FAMILLE ET SON MÉDECIN.

La vraie vaccine préserve de la petite-vérole aussi efficacement qu'une atteinte de cette maladie, en détruisant la disposition individuelle à la contracter.

Deuxième Corollaire.

PAR MATHIEU DUDON,

DOCTEUR EN MÉDECINE DE LA FACULTÉ DE PARIS,
MEMBRE DE PLUSIEURS SOCIÉTÉS MÉDICALES.

PRIX, 50 centimes.

A PARIS,

CHEZ LOCARD ET DAVI, LIBRAIRES, QUAI DES AUGUSTINS, N° 3.
CHEZ L'AUTEUR, RUE COMTESSE-D'ARTOIS, N° 17.

1826.

ÉPERNAY, IMPRIMERIE DE WARIN-THIERRY.

INTRODUCTION.

La petite-vérole exerce souvent des ravages affreux. Les soins les plus exacts, sagement et méthodiquement administrés, sont souvent inutiles pour s'opposer à ce terrible fléau. Ainsi nous devons regarder la vaccine comme un des plus beaux présents que la Providence ait faits au genre humain. Cependant, malgré les efforts des médecins et des magistrats pour la propager, malgré l'exemple donné par des personnages qui tiennent les premiers rangs dans la société, malgré des succès constants et innombrables, ce préservatif merveilleux est réduit à lutter contre les préjugés, pour ne pas dire contre l'ignorance ou une aveugle obstination.

La vaccine subit le sort des choses nouvelles; plus elles sont importantes et avantageuses, plus elles éprouvent de contradictions. Il n'est pas étonnant que cette précieuse découverte ait ses détracteurs; le quinquina, dont les effets fébrifuges tiennent souvent du prodige, a bien eu les siens.

Toutefois, on remarque avec plaisir que la vaccine ne compte plus parmi ses antagonistes aucun homme instruit et de bonne foi. Les personnes qui doutaient ont vérifié les faits, reconnu la vérité, et forment des vœux pour que l'on mette universellement en pratique ce moyen infaillible d'affranchir l'espèce humaine d'une effroyable maladie, et de conserver aux Etats la grande partie de la population que la petite-vérole fait périr.

Pour réaliser ces vœux philantropiques, éclairons, s'il se peut, la classe nombreuse de la société que certaines gens prennent à tâche, soit par obstination, soit par esprit de commérage, d'entretenir dans les erreurs qui naissent des préjugés. Ces erreurs sont victorieusement combattues dans une multitude d'écrits dont on a enrichi la science médicale, mais que le public ne lit point, parce qu'ils ne sont pas à sa portée.

Nous pensons que quelques entretiens entre un père de famille et son médecin, publiés dans un style simple, clair et précis, seront propres à nous faire atteindre notre but. Dans ces entretiens nous supposons, d'une part, un homme qui cherche sincèrement la vérité, et de l'autre, un personnage dont les lumières soient capables de dissiper les erreurs.

Comme il est nécessaire de combattre les préjugés par l'évidence des faits, nous n'exposerons aucune opinion hypothétique; nous n'avancerons rien qui ne soit avéré de tous les gens instruits, et constaté par l'expérience.

LA VACCINE JUSTIFIÉE.

PREMIER ENTRETIEN.

SOMMAIRE.

Histoire de la petite-vérole. — Nous n'apportons pas en naissant le germe de cette maladie. — Elle ne sert pas à dépurer la masse des humeurs. — Par motif d'intérêt public on doit redoubler d'efforts pour anéantir ce terrible fléau. — Les moyens préservatifs de cette maladie consistent dans l'inoculation du vaccin ; et cette inoculation, loin d'être contraire aux principes de notre religion, est recommandée par les ministres des autels.

LE PÈRE DE FAMILLE.

Monsieur le Docteur, j'entends beaucoup parler des ravages affreux que la petite-vérole exerce en ces moments. On dit qu'elle est très-meurtrière ; je crains beaucoup pour mes enfants, et surtout pour mon Eugénie. Certaines personnes me conseillent de les faire vacciner ; d'autres ne cessent de me répéter que j'aurais tort, et grand tort. A les entendre : *la petite-vérole est une maladie dont tout le monde apporte le germe en naissant, et qui est nécessaire pour dépurer la masse du sang et des humeurs.*

LE MÉDECIN.

Sans doute, les gens qui vous tiennent un tel langage, sont tous étrangers à l'art de guérir. Un médecin instruit et exempt de préjugés vous parlerait différemment. Sans entrer dans les détails de la science, il vous présenterait l'exemple des rois et des princes qui font vacciner leurs enfants. Vous ne pourriez vous empêcher de convenir que l'on doit être bien assuré que la vaccine est un préservatif efficace, puisqu'on n'hésite pas à à la pratiquer sur l'enfant d'un monarque, enfant quelquefois unique, l'espoir d'un royaume et l'objet de la plus vive tendresse. Pour moi, je vous dirai ce que j'ai répété, cent fois, à ceux qui m'ont demandé conseil à cet égard : *j'ai plusieurs enfants que j'aime tendrement, je les ai tous vaccinés.*

Aucun médecin, pour peu qu'il soit de bonne foi, ne vous dira que les hommes apportent en naissant le germe de la petite-vérole. Il suffit d'avoir quelques notions sur l'histoire de cette terrible maladie, pour être convaincu du contraire.

Si l'on veut remonter à son origine,

il est difficile d'en préciser l'époque; mais on sait positivement qu'elle a pris naissance en Asie. Vers la fin du 6e siècle (ce qui fait un laps d'environ 1,200 ans) elle fut portée par les Arabes en Egypte; de là elle s'étendit en Afrique, le long des côtes de la Méditerranée. Peu de temps après, on la vit paraître en Espagne pour la première fois; et la contagion envahit promptement tous les états de l'Europe.

Il serait absurde de prétendre que les hommes naissent avec le germe d'une maladie qui n'existe dans nos contrées que depuis quelques siècles; qui n'existait pas en Amérique lorsqu'on découvrit cette grande partie du monde; qui enfin n'est pas encore connue chez certains peuples sauvages, parce qu'ils ne communiquent pas avec les nations qui l'ont contractée, et qu'ainsi la contagion n'a point pénétré chez eux.

Si nous apportions en naissant le germe de la petite-vérole, cette affection aurait existé, dans tous les pays, depuis un temps immémorial. Pensez-vous qu'une maladie aussi grave aurait échappé à l'observation des anciens médecins, tels qu'Hyppocrate et tant d'autres, qui ont si bien décrit toutes celles connues à l'époque où ils vivaient. Qu'on parcoure et qu'on lise tous leurs ouvrages, on ne trouve dans aucun la moindre mention de la petite-vérole. Preuve évidente qu'elle n'existait pas en Europe, et que, par conséquent, elle n'est pas innée avec nous.

Si la petite-vérole provenait d'un germe originel dans l'espèce humaine, elle se développerait à des époques plus ou moins déterminées de la vie, comme cela arrive à l'égard des maladies qui sont transmises par les pères et mères à leurs enfants, et qu'on nomme héréditaires; aucun individu n'en serait exempt.

Tout ce que l'on peut dire raisonnablement, c'est que nous naissons presque tous avec une aptitude ou disposition à être affectés, une fois, par certaines particules venimeuses, qui, s'introduisant subtilement dans notre corps, engendrent une maladie nommée *petite-vérole*.

LE PÈRE DE FAMILLE.

Pourquoi dit-on que cette maladie est nécessaire pour dépurer le sang et les humeurs?

LE MÉDECIN.

L'on est dans une erreur profonde quand on parle ainsi. L'idée que l'on se forme, en regardant la petite-vérole comme provenant d'un levain originellement caché en nous, donne lieu à ce funeste préjugé. Cette manière de voir est fausse. Je vous le répète, le venin de la petite-vérole n'est pas un venin né avec nous, et qui murit, dès notre naissance, audedans de nous; mais il s'introduit dans le corps, soit par contagion, soit par le moyen de l'air chargé de ses miasmes épidémiques ; alors semblable à un levain, il excite une corruption d'une nature qui lui est particulière.

LE PÈRE DE FAMILLE.

Je crois pourtant, Monsieur, qu'il sort par la suppuration des boutons une matière qui ne pourrait demeurer dans le corps sans altérer profondément la santé. Vous conviendrez que cette suppuration délivre le malade d'un foyer d'infection. Vous-mêmes, Messieurs les médecins, n'établissez-vous pas des vésicatoires ou autres choses semblables pour procurer une suppuration salutaire ?

LE MÉDECIN.

Quand même la suppuration serait, en certains cas, un moyen avantageux, il ne s'ensuivrait pas que la petite-vérole fût une maladie utile comme un vésicatoire.

Sans doute, dans la petite-vérole l'éruption des boutons est salutaire; elle résulte des efforts de la nature luttant contre la matière morbifique. Nous devons favoriser cette éruption, et faire en sorte qu'elle ait lieu sans la forcer, et qu'elle se déclare sans aucun trouble ni impétuosité. Mais soyez bien persuadé qu'elle ne rend ni le corps plus sain ni le tempérament plus robuste. En effet, que nous apprennent l'observation et l'expérience? Quand la suppuration est très-abondante, la maladie prend-elle un caractère de bénignité? Ne remarque-t-on pas au contraire, dans ces cas, que le mal est toujours très-grave, et qu'il a des suites funestes? Une chose trop réelle c'est que la plupart des malades succombent. Ceux qui échappent à la mort traînent une convalescence longue et pénible, ou sont affligés d'infirmités incurables.

Dire que la petite-vérole est utile pour dépurer le sang et les humeurs, parce qu'elle a pour symptômes des boutons contenant et rendant du pus, c'est à peu près dire que la galle, les dartres et la peste sont des maladies salutaires, parce qu'elles ont pour symptômes des éruptions qui suppurent.

On a considéré avec raison la petite-vérole comme une peste; on lui a trouvé effectivement de l'analogie avec ce fléau redoutable dont le nom seul glace d'effroi. Une remarque importante faite par les anciens comme par les modernes, et qui tend à prouver cette analogie, c'est qu'en général les individus qui ont le bonheur de guérir de la peste, sont rarement susceptibles d'en être atteints une seconde fois.

Ce serait en vérité une chose bien étrange, que la petite-vérole fût nécessaire pour améliorer notre santé !... quel était le sort de nos pères, lorsqu'elle n'existait pas ? Etaient-ils plus faibles, plus cacochimes que nous ? Non, sans doute. Dans le siècle où nous vivons, les individus qui n'ont pas eu cette maladie sont-ils d'une constitution plus faible que ceux qui l'ont eue ? Non, certainement.

Ainsi, loin de regarder la petite-vérole comme une affection salutaire, considérons-la, sous son véritable point de vue. Nous ne saurions nous dissimuler que c'est un mal effroyable, auquel les plus grands soins ne peuvent pas souvent remédier, et qui fait périr, au moins, la dixième partie des individus qu'il atteint.

Je ne parle point des traces difformes et ineffaçables qu'elle imprime sur le visage, souvent à un tel point qu'une très-jolie figure n'offre plus qu'une image hideuse.

LE PÈRE DE FAMILLE.

Ah! que j'aurais de chagrin, si mes enfants, et surtout mon Eugénie, contractaient cette horrible maladie!

LE MÉDECIN.

Ils y seront exposés tant que vous négligerez de recourir au véritable préservatif, qui est le vaccin ; car nous ne pouvons pas empêcher que l'air se charge de miasmes ou émanations varioliques. Ces miasmes sont imperceptibles, et nous ne saurions les éviter. Mais, grâce à la découverte de la vaccine, nous pouvons anéantir en nous l'aptitude à contracter la petite-vérole.

LE PÈRE DE FAMILLE.

Vous me conseillez donc de faire vacciner mes enfants ?

LE MÉDECIN.

Oui, je vous le conseille. Tout homme sensé, à qui la Providence a daigné accorder des enfants, doit, s'il les aime véritablement, les faire vacciner. Il doit, par ce procédé très-simple, les préserver des accidents réellement formidables qui accompagnent la petite-vérole, et dont on est menacé, même vers la fin du cours de la maladie. En effet, au moment où les symptômes semblent cesser et disparaître, tantôt il se forme divers dépôts de pus, non seulement aux membres et aux articulations, mais encore dans les poumons et dans d'autres organes essentiels à la vie; tantôt il survient des caries dont on guérit très-rarement; tantôt enfin on devient aveugle, sourd, ou impotent de quelque membre.

LE PÈRE DE FAMILLE.

La petite-vérole est un fléau dont Dieu afflige l'espèce humaine; n'est-ce pas agir contre les décrets de la Divinité, que d'employer la vaccine?

LE MÉDECIN.

On pourrait faire un pareil raisonnement à l'égard de toute sorte de maladie. Vous reconnaîtrez facilement combien il serait erronné; car vous êtes bien persuadé que l'on n'agit pas contre les décrets de Dieu, lorsqu'ayant le malheur d'être malade, on emploie des médicaments pour guérir; ou bien lorsque, se trouvant exposé à quelque danger, on fait usage de tous les moyens que la prudence suggère pour s'en préserver.

Votre réflexion, au reste, rappelle la déplorable conduite des Mahométans. Par exemple, lorsque la peste exerce ses ravages à Constantinople, on voit la plupart des sectateurs de Mahomet refuser de s'en garantir ou d'y remédier, et périr victimes d'un fatalisme funeste. Ils n'agissent ainsi que d'après les dogmes de leur religion. Mais la morale de l'*Evangile*, plus raisonnable, plus douce et plus juste, nous apprend que Dieu a donné à tous les hommes le *libre arbitre*, pour en faire le meilleur usage possible. Serait-ce sans motif que la Providence aurait dévoilé au genre humain le plus précieux, le plus efficace des remèdes contre une des plus terribles et des plus affreuses maladies ?....

Cependant, sans nous engager dans une dissertation théologique, voulez-vous une preuve que l'on suit la volonté de Dieu en recourant à la vaccine? Voyez avec quel zèle tous les pasteurs de l'Eglise, prêtres, curés, évêques, archevêques, concourent à la faire généralement adopter. Voyez avec quelle bienveillance, le Roi, qui met au rang de ses premiers devoirs ceux de la religion et l'amour de son peuple, encourage tous les efforts qui tendent à propager cet heureux préservatif. Voyez les sages mesures qu'emploient les magistrats, pour répondre aux vues bienfaisantes du monarque.

LE PÈRE DE FAMILLE.

Oh! pour le coup, Monsieur le Docteur, je pense que vous ne pouvez applaudir à certaines mesures de quelques magistrats qui exigent absolument que les parents fassent vacciner leurs enfants, et qui, pour punir en quelque sorte ceux qui ne veulent pas le faire, leur refusent les secours destinés aux indigents. Ces magistrats vont même jusqu'à défendre aux instituteurs de recevoir, dans leurs écoles, des élèves qui n'auraient pas eu la petite-vérole ou n'auraient pas été vaccinés. Ces mesures me paraissent rigoureuses et très-injustes; il me semble qu'elles portent atteinte aux droits que les pères et mères ont sur leurs enfants.

LE MÉDECIN.

Les droits des pères et mères sont subordonnés à ceux de l'autorité publique qui veille sur tous les êtres de la société; les enfants sont précisément ceux qui doivent attirer spécialement son attention. Lorsque des parents aveuglés par les préjugés s'obstinent à vouloir faire le mal de leurs enfants, croyant faire leur bien, il est du devoir de l'autorité, mieux éclairée, d'intervenir, et de tracer aux pères et mères les règles de leur conduite.

Les magistrats doivent d'autant plus redoubler d'efforts pour faire mettre en pratique la vaccine, que la société s'y trouve très-intéressée. En effet, cette pratique tend à anéantir le fléau de la petite-vérole; et l'on ne parviendra à cet heureux résultat, que lorsque tout le monde aura recours à ce merveilleux préservatif. Quiconque s'y refuse, agit contre l'intérêt général de la société.

Si un incendie éclatait dans votre quartier, ne trouveriez-vous pas très-juste que l'on contraignît tout le monde, soit de porter du secours, soit de se prêter à tous les moyens qui peuvent servir à l'éteindre ? Si pour cela il fallait que l'on pénétrât dans votre maison, pensez-vous avoir le droit de vous y opposer, sous prétexte que vous n'en voyez pas vous-même la nécessité, que vous prétendez être le maître de votre propriété, et que vous craignez, chez vous, l'affluence du public ? Les dépositaires de l'autorité ne doivent-ils pas, en telle circonstance, vous contraindre d'ouvrir vos portes, pour sauver, non-seulement les propriétés de vos voisins, mais encore la vôtre malgré vous-même ?

La petite-vérole est un fléau destructeur dont les ravages, pareils à ceux d'un incendie, s'étendent avec beaucoup de rapidité et d'une manière effrayante. Toutes les mesures que l'on emploie pour s'y opposer sont justes et légitimes ; elles ont pour but la conservation de milliers d'êtres innocents, et l'intérêt du genre humain.

DEUXIÈME ENTRETIEN.

SOMMAIRE.

Distinction importante entre la *vraie* et la *fausse* vaccine. — Caractères et marche de la vraie vaccine. — La *vraie* préserve de la petite-vérole, la *fausse* ne produit aucun effet préservatif. — Dans les cas où la vraie vaccine se développe avec la petite-vérole, elle influe avantageusement sur cette maladie, qui prend alors un caractère de bénignité.

LE PÈRE DE FAMILLE.

D'APRÈS tout ce que vous m'avez déjà dit, je n'hésiterais pas un instant à faire vacciner mes enfants, si j'avais assez de confiance en la vaccine; je doute qu'elle soit un bon préservatif; car on m'a montré un petit garçon qui a eu la petite-vérole, six mois après avoir été vacciné.

LE MÉDECIN.

Je doute que le petit garçon dont vous me parlez ait eu ce que nous appelons la *vraie vaccine*; car je vous ferai observer qu'il y a la *fausse vaccine*, qui ne met pas à l'abri de la contagion variolique.

La fausse vaccine n'a pas plus de vertu préservative que la *vérolette*, ou *varicelle*, appelée communément *petite-vérole volante*. J'ose vous assurer que si l'enfant dont il est question a eu la *vraie vaccine*, l'éruption, qui s'est manifestée depuis, n'était pas la *petite-vérole.*

LE PÈRE DE FAMILLE.

La distinction que vous établissez en *vraie* et en *fausse* vaccine n'est-elle pas une distinction de pure subtilité?

LE MÉDECIN.

Nullement ; car cette distinction ressort naturellement des caractères principaux du vaccin, caractères qui diffèrent d'une manière frappante dans le développement et dans la marche de la vaccine.

On a remarqué souvent que sur un certain nombre d'individus que l'on avait vaccinés en même temps et avec un vaccin puisé à la même source, le développement du virus vaccinal ne se manifestait pas du tout, ou bien qu'il ne se montrait que légèrement et d'une manière imparfaite; on a observé alors que la vaccine ne détruisait pas la disposition à contracter la petite-vérole.

LE PÈRE DE FAMILLE.

Puisqu'il en est ainsi, je conviens qu'il importe de distinguer la vraie et la fausse vaccine. Mais comment faire cette distinction, puisque l'une et l'autre proviennent de l'inoculation de la même matière?

LE MÉDECIN.

On a établi, pour cela, entre la vraie et la fausse vaccine, une comparaison analogue à celle qui ressort de la différence que l'on trouve entre la petite-vérole et la vérolette, ou petite-vérole volante.

On remarque dans la vraie vaccine une marche constante et régulière comme dans la petite-vérole. L'une et l'autre se distinguent par des caractères particuliers; ainsi l'époque de l'éruption depuis l'insertion du vaccin correspond à peu près à l'apparition des boutons depuis l'invasion de la petite-vérole; les périodes, la marche, la forme et la structure des boutons, la nature de l'humeur qu'ils contiennent, la manière dont ils sèchent, la trace qui reste après leur chûte, sont analogues.

LE PÈRE DE FAMILLE.

Comment peut-il arriver que de l'inoculation du même vaccin il résulte chez certaines personnes la *vraie* vaccine, et chez d'autres la *fausse*?

LE MÉDECIN.

Cela dépend de la disposition intérieure de l'individu vacciné, disposition plus ou moins favorable au développement du vaccin. Il y a des personnes sur qui l'on a été obligé de répéter plusieurs fois la vaccination, afin d'obtenir la vraie vaccine.

LE PÈRE DE FAMILLE.

Quelle est la marche de la vraie vaccine ?

LE MÉDECIN.

La piqûre faite avec la lancette, pour introduire le vaccin, n'offre guère de changement remarquable qu'à la fin du *troisième* jour. (*Voir le tableau.*)

Quelquefois on a observé du retard dans le premier développement de la vaccine, c'est-à-dire, dans l'apparition des boutons ; mais toutes ses périodes ont ensuite été parcourues dans les termes qui paraissent fixés pour la régularité de sa marche.

Au *troisième* jour ou à la fin du *qua-*

trième, on sent distinctement, par le toucher, une légère dureté dans le tissu de la peau à l'endroit où l'on a inséré le vaccin. On peut apercevoir facilement une teinte d'un rouge clair, et un peu d'élévation.

Le *cinquième* jour, on voit une petite pustule rouge à son sommet, incolorée à sa base, et remplie d'une liqueur limpide.

Du *cinquième* au *sixième* jour, il y a dépression au centre de la pustule, élévation et gonflement de ses bords en forme de bourrelet; toute la tumeur paraît d'un rouge clair.

Remarquons bien qu'un des caractères des boutons de la petite-vérole, et qui sert à les distinguer des autres éruptions que des gens peu habitués ont confondues souvent avec cette maladie, est la dépression que l'on aperçoit au centre; ainsi voilà une grande analogie avec ceux de la vraie vaccine. Mais continuons de tracer la marche de celle-ci.

Du *sixième* au *septième* jour, la rougeur de la pustule disparaît, le bourrelet circulaire prend une teinte argentée, le point central déprimé acquiert une couleur foncée. Il se forme un petit cercle rouge à la base du bouton.

Vers le *huitième* jour, le bourrelet s'élargit, ses bords sont gonflés par l'afflux d'un liquide limpide. Le cercle rouge qui entoure la base du bouton prend une couleur moins vive, s'étend comme par irradiation sur les parties voisines, et forme ce qu'on appelle l'*aréole*, mot qui sert ordinairement à désigner le cercle qui environne le bout d'un sein.

Le *neuvième* ou le *dixième* jour, on aperçoit un gonflement dans les parties où le vaccin a été inséré; il y a sentiment de démangeaison ; souvent quelques mouvements fébriles ont lieu; une vive douleur se fait sentir sous l'aisselle. Si l'on ouvre la pustule, il en sort lentement une gouttelette limpide, qui bientôt est remplacée par une autre.

Du *douzième* au *quatorzième* jour, les symptômes diminuent, la pustule commence à sécher, et forme une espèce de croûte.

Du *quatorzième* au *vingt-troisième* jour, la croûte devient de plus en plus consistante et brunâtre.

Vers le *vingt-septième* jour, cette croûte tombe, et laisse une trace semblable à celle de la petite-vérole.

LE PÈRE DE FAMILLE.

La marche de la vraie vaccine est-elle, soit en été, soit en hiver, conforme au tableau que vous venez de tracer ?

LE MÉDECIN.

En général, le développement et la marche de la vraie vaccine sont plus rapides pendant les chaleurs de l'été que durant les froids de l'hiver.

LE PÈRE DE FAMILLE.

Quelle est la marche de la fausse vaccine?

LE MÉDECIN.

La piqûre s'enflamme dès le *premier* jour, quelquefois le *deuxième*, au plus tard le *troisième*. Il se forme aussitôt une vésicule, ordinairement irrégulière; ses bords sont aplatis, inégaux; la matière y est peu abondante et d'un jaune limpide. Rarement il se forme une *aréole*. Pendant cette éruption l'on éprouve une démangeaison insupportable; les glandes de l'aisselle s'engorgent quelquefois, et divers accès de fièvre se manifestent très-souvent.

Le *septième* ou le *huitième* jour, la croûte est entièrement formée; cependant elle ne tombe pas plus vite que celle de la vraie vaccine. Elle présente quelquefois le même aspect, avec la seule différence qu'elle est moins épaisse et qu'elle ne laisse pas ordinairement de *cicatrice*, mais seulement une *tache* à la peau. La durée de l'inflammation est très-rapide, et la vésicule sèche très-promptement.

La fausse vaccine se montre aussi sous d'autres caractères dont la différence avec ceux de la vraie vaccine est encore plus frappante, et ne peut laisser aucun doute.

LE PÈRE DE FAMILLE.

S'il y a une fausse vaccine, on devrait ne jamais y puiser le vaccin; car je pense qu'il serait d'une qualité à ne pas préserver de la petite-vérole.

LE MÉDECIN.

Vous avez raison; aussi l'on se garde bien d'en faire usage.

LE PÈRE DE FAMILLE.

Monsieur le Docteur, ne perdons

pas de vue l'exemple que je vous ai cité d'un petit garçon atteint de la petite-vérole malgré qu'il eût été vacciné. Je vous ai dit que cet exemple n'est pas propre à inspirer de la confiance en la vertu préservative du vaccin. Au lieu de lever mes doutes en abordant franchement la question, vous avez paru chercher à l'éluder en me parlant de *vraie* et de *fausse* vaccine.

LE MÉDECIN.

Pour apprécier à leur juste valeur les assertions hasardeuses ou mensongères des antagonistes de la vaccine, j'ai pensé qu'il était nécessaire de vous donner d'abord quelques explications importantes pour distinguer la *vraie* et la *fausse* vaccine.

Désirez-vous des preuves non équivoques de l'efficacité préservative de la vraie vaccine? Consultons l'expérience : elle nous fournit une série innombrable de succès constants et de faits incontestables. Afin de vous convaincre, entrons dans quelques détails.

A peine la découverte de la vaccine fut-elle annoncée en France, que l'on s'empressa de la soumettre à l'observation attentive des faits. Douze médecins distingués à Paris, se réunirent en comité, dans le but de recueillir avec scrupule, tout ce que l'expérience fournirait pour connaître la vérité.

En peu d'années les faits se multiplièrent tellement, qu'ils formèrent une masse de preuves en faveur de la vaccine.

Ce comité a fait des milliers d'épreuves et de contre-épreuves ; il en résulte de la manière la plus évidente que ceux qui avaient été bien vaccinés, n'ont plus été susceptibles de contracter la petite-vérole. Ils ont impunément habité et couché avec des varioleux. On a tenté vainement de leur inoculer la petite-vérole ; ils ont été à l'abri de la contagion générale, au milieu d'épidémies varioliques qui n'épargnaient presqu'aucun individu.

Toutes les expériences du comité ont été faites d'une manière authentique. En vain on voudrait leur objecter des exemples contraires, l'on ne peut citer que des faits controuvés ou mal interprétés. J'ose dire que ceux qui les allèguent de bonne foi, ont été induits en erreur, en prenant pour la petite-vérole, certaines affections éruptives qui ont quelque ressemblance avec cette maladie, mais qui en diffèrent essentiellement. Les médecins ont appelé *varioloïde* ces sortes d'éruptions. Ce mot dérive de la langue grecque, et signifie *qui a la forme de la variole.*

Quelquefois les apparences ont une si grande analogie avec les symptômes de la petite-vérole, qu'il faut la plus grande sagacité pour ne pas s'y méprendre ; mais, dans les cas difficiles à juger, on peut lever les doutes, en inoculant ces éruptions. Elles ne produisent pas d'effet, si elles ne sont pas varioliques.

Voici sur ce point comment Monsieur CHAUSSIER s'explique, dans le rapport du comité de la vaccine, à Paris, pour l'an 1816.

« Dans le nombre des faits que l'on
» allègue contre l'efficacité de la vac-
» cine, il a été reconnu, tantôt que
» la vaccine ne s'était point dévelop-
» peé après la piqûre de l'inoculation,
» tantôt qu'il n'y avait eu que des
» boutons de *fausse* vaccine; ainsi ces
» cas ne méritent aucune considéra-
» tion ultérieure. Mais d'autrefois on
» a vu survenir une éruption pustu-
» leuse après une vaccination dont la
» marche à paru régulière, et ces
» cas méritent un examen particulier.
» Ainsi, dans le courant du mois d'août
» dernier, trois enfants de M. Boullay,
» pharmacien distingué de Paris, qui
» avaient été vaccinés depuis plusieurs
» années, qui portaient aux bras des
» vestiges ou cicatrices des piqûres de
» l'inoculation, et chez lesquels la
» vaccine avait été régulière, éprou-

» vèrent un malaise général, un mou-
» vement fébrile très-marqué, qui fut
» bientôt suivi d'une éruption de bou-
» tons isolés, disséminés à toute la
» surface du corps ; éruption que,
» dans les premiers instants, les pa-
» rents et quelques médecins amis de
» la maison regardèrent comme une
» véritable petite-vérole discrète et bé-
» nigne. Le comité central de vaccine
» instruit de ces événements par M.
» Boullay, se fit un devoir de recueillir
» avec soin toutes les circonstances
» de ce fait, et de s'assurer de leur
» exactitude. Chaque jour plusieurs
» de ses membres visitèrent ces en-
» fants, et les suivirent dans tout le
» cours de leur maladie. Le premier
» aspect pouvait facilement en im-
» poser. L'éruption pustuleuse dont
» ces enfants étaient affectés avait eu

» effet quelque similitude avec la petite-vérole ; cependant elle en différait par la douceur, la bénignité des symptômes, la rapidité de sa marche, la promptitude de sa dessication, qui eut lieu dès le *neuvième* jour de l'invasion. Enfin pour constater autant qu'il serait possible la nature de cette affection ou de la matière contenue dans les pustules, on s'en servit pour inoculer six enfants qui n'avaient point eu la petite-vérole, qui n'avaient point été vaccinés ; et malgré toute l'attention que l'on apporta à cette inoculation, aucun de ces enfants n'éprouva la plus légère incommodité. Rien ne prouve donc d'une manière indubitable que les enfants de M. Boullay aient eu véritablement la petite-vérole. »

Un tel exemple nous apprend qu'il ne faut pas ajouter foi, légèrement, à ce que disent les détracteurs de la vaccine. Ils ne manquent pas de citer des faits qui passent de bouche en bouche, et vont toujours croissant. Les personnes qui veulent les accréditer, les débitent de manière à les revêtir de tous les caractères de la vérité. Si vous demandez à vérifier ces faits, vous reconnaissez, à des réponses évasives, qu'ils sont supposés, ou mal interprétés.

Au reste, il y a maintenant une si grande masse de preuves en faveur de la vertu préservative de la vaccine, que l'on ne pourrait élever sur ce point le moindre doute, sans se mettre en contradiction avec la raison et l'évidence des faits.

LE PÈRE DE FAMILLE.

Monsieur le Docteur, vous croyez donc bien fermement qu'il est impossible qu'une personne qui aura eu la vraie vaccine, contracte la petite-vérole ?

LE MÉDECIN.

Ma confiance en ce précieux préservatif, n'est pas une confiance aveugle, ainsi je n'ai jamais pensé que cela fût *absolument* impossible. De même qu'il est arrivé à quelques individus d'avoir *deux fois la petite-vérole*, il peut se faire aussi que, malgré une vaccination bien régulière, l'on contracte cette maladie. Mais ces cas sont si rares qu'ils ne méritent aucune considération pour contester l'efficacité préservative de la vaccine.

Lorsqu'on a vu certaines personnes avoir deux fois la petite-vérole, en a-t-on tiré la conséquence qu'une première atteinte de cette maladie ne détruisait pas la disposition à la contracter de nouveau? Lorsqu'on a vu chez quelques vieillards, les cheveux qui étaient blancs jusqu'à l'âge de quatre vingt-quinze, et même cent ans, devenir bruns à cette époque, a-t-on seulement pensé que les cheveux blancs avaient une disposition a devenir bruns ou noirs? Non, certainement. Mais on a considéré des faits aussi rares comme des aberrations dont la nature n'est jamais exempte, même dans les choses qui semblent être dirigées par ses lois les plus immuables.

LE PÈRE DE FAMILLE.

Il paraît cependant que le nombre des individus atteints de la petite-vérole après avoir été bien vaccinés est considérable, puisque l'académie a jugé très-important de nommer une commission pour recueillir les faits et lui présenter un rapport.

LE MÉDECIN.

Sans rien préjuger sur le rapport que fera la commission, j'ose assurer qu'il n'infirmera (*) nullement la

---

(*) Nous avions terminé cet opuscule, lorsque nous eûmes connaissance de la lettre suivante insérée dans la plupart des journaux.

« Au moment où une épidémie de petite-vé-

confiance que l'on doit avoir dans la vertu préservative de la vaccine. Beaucoup de savants médecins, tant en Angleterre qu'en France, se sont occupés depuis long-temps de l'examen

---

» role jette l'épouvante dans la capitale, la
» commission de vaccine n'a pu voir qu'avec
» peine l'atteinte funeste qui vient d'être
» portée au préservatif de ce fléau destruc-
» teur, par suite des *publications inexactes*
» faites dans quelques journaux.

» La commission croit de son devoir de dé-
» clarer publiquement, dans l'intérêt de l'hu-
» manité, de la science et de la vérité, que ja-
» mais on n'a mieux apprécié qu'on ne le fait
» aujourd'hui la vertu préservative de la vac-
» cine; que cette vérité depuis long-temps
» reconnue est de nouveau mise en évidence
» dans le *rapport* que la commission a soumis
» à la sanction de l'académie, et qui a été
» adopté sans *modification* dans la séance du

des éruptions survenues après la vaccination, ou qui se montrent pendant le cours de la vaccine. Ces sortes d'éruptions étaient-elles véritablement la petite-vérole? Il est permis d'en douter, malgré l'assertion de ceux qui les ont observées, mais qui peuvent avoir été induits en erreur par les apparences, comme dans l'exemple des enfants de M. BOULLAY.

» 4 octobre dernier; rapport que son Ex. le
» Ministre de l'intérieur ne tardera probla-
» blement pas à faire connaître. »

Les membres de la commission de vaccine,

DÉSORMEAUX, *président*, DUPUIS, BURDIN, SALMADE, CULLERIER, DEMOURS, MARC, BAFFOS, MOREAU.

Pour copie conforme,

MOREAU, *secrétaire*.

Admettons cependant que les observations aient été faites avec exactitude et sans erreur; en un mot, admettons que ces éruptions constituaient la petite-vérole. Tous ceux qui les ont examinées avec soin ont fait une remarque constante et bien digne d'attention, c'est que, dans aucun de ces cas, les boutons n'ont présenté le moindre caractère de malignité, et que jamais la maladie n'a eu de terminaison funeste.

Dans le mois de mai 1825, je fus appelé, rue Boucher n° 12, à Paris, pour donner des soins aux enfants de M. Dulac; chez l'un, âgé d'environ cinq ans, la petite-vérole se manifesta d'une manière alarmante, et ne fut menée à une heureuse fin qu'avec beaucoup de soins et de ménagements. L'autre, âgé d'environ six ans et demi, était menacé de la même maladie, puisqu'il vivait dans la même atmosphère que son frère, et de plus avait couché plusieurs nuits à ses côtés, dans le temps de l'éruption; je le vaccinai. Trois jours après l'opération, la vaccine et la petite-vérole se développèrent à la fois; mais cette dernière fut si bénigne qu'à peine le petit malade parut en être incommodé. La vaccine et la petite-vérole suivirent une marche régulière, la convalescence fut prompte, et l'enfant jouit d'une santé parfaite.

A cet exemple j'en ajouterai un qui m'a été communiqué par un de mes confrères.

« Le fils de M. Leblond, professeur de mathématiques des enfants de France, fut vacciné à l'âge de sept ans. Le jour même de la vaccination, les symptômes de la petite-vérole se déclarèrent. Vers le *quatrième* jour, l'éruption était complète, la vaccine ne paraissait pas, et rien n'annonçait qu'elle dût se développer. La petite-vérole devenait de plus en plus confluente, et présentait des accidents tellement graves que le médecin qui donnait des soins à l'enfant, crut devoir appeler en consultation M.M. Desessarts et de Montègre. L'état du petit malade parut si alarmant, que l'on n'osa concevoir aucune espérance de le sauver. Une partie des boutons s'affaissait, lorsque la vaccine se développa inopinément. Aussitôt les symptômes de la petite-vérole prirent un caractère benin. Cette maladie ainsi que la vaccine suivirent une marche régulière, et eurent l'issue la plus heureuse. »

Terminons l'entretien de ce jour par un exemple qui prouve, d'une manière frappante, l'efficacité de la vaccine contre la petite-vérole.

En 1816, M. Bonnet, chirurgien à Rançon, vaccine un enfant de sept mois. Le quatrième jour de la vaccination, la mère qui le nourrissait, contracte la petite-vérole. Pendant neuf jours l'enfant continue de se nourrir du lait de sa mère. Le onzième jour cette malheureuse meurt victime de la maladie dont l'enfant a été entièrement préservé. (*Extrait du rapport sur les vaccinations de* 1816, *page* 56.)

TROISIÈME ENTRETIEN.

SOMMAIRE.

La vaccination est une opération simple, qui ne cause aucune douleur, et qui est exempte de tout danger. — Elle est préférable à l'inoculation de la petite-vérole. — Parallèle entre l'inoculation vaccinale et l'inoculation variolique. — Le fluide vaccinal ne transmet que la vaccine, quand même le sujet, chez lequel on le puise, serait affecté de quelque maladie.

LE PÈRE DE FAMILLE.

On m'a dit que l'on fait *plusieurs* piqûres pour vacciner ; cela doit être bien douloureux !

LE MÉDECIN.

Tous les grains que l'on sème ne germent pas; tous les arbres que l'on plante ne prennent pas racine, de même le vaccin manque souvent de se développer dans toutes les piqûres, mais il suffit qu'il réussisse dans une seule. Si l'on fait deux ou trois et même quatre piqûres à chaque bras, c'est par précaution. On laisse entre elles un intervalle de deux ou trois travers de doigt, pour que les aréoles inflammatoires ne se confondent pas. De cette manière il n'y a dans la vaccination ni violence ni douleur. Les piqûres sont si légères, que j'ai vu beaucoup d'enfants sourire pendant qu'on les vaccinait.

Dans le cours de la vaccine, la plupart des individus éprouvent à peine quelques moments de malaise, un jour ou deux, souvent même ils n'en éprouvent sensiblement aucun. Ils ne sont assujettis à rien de gênant; ils se livrent à leurs plaisirs et à leurs travaux comme à l'ordinaire. S'il arrive quelques mouvements fébriles, ce sont des mouvements salutaires, qui, dans un grand nombre de cas, aident la nature à se débarrasser de quelque principe de maladie étrangère tant à la petite-vérole qu'à la vaccine. Je pourrais vous citer une foule d'exemples d'enfants qui n'ont joui d'une bonne santé qu'après avoir été vaccinés.

LE PÈRE DE FAMILLE.

On me vante beaucoup l'inoculation

de la petite-vérole, et l'on m'assure qu'elle est préférable à la vaccination.

LE MÉDECIN.

Voilà encore une erreur qui, heureusement, ne peut s'accréditer. La vaccine a tous les avantages de la petite-vérole, sans en avoir les inconvénients et les dangers.

1° Par l'*inoculation* de la petite-vérole, on donne la maladie elle-même. A la vérité l'on choisit pour cela les circonstances les plus favorables, ou pour mieux dire, on y prépare les malades. Mais, dans les moments des épidémies varioliques, on n'a pas toujours le temps de mettre en usage les remèdes préparatoires. Quelquefois, malgré ces remèdes, la maladie inoculée est aussi meurtrière que la petite-vérole acquise par contagion; à sa suite, on a vu des ophtalmies rebelles, des dépôts, des abcès, des ulcères, des engorgements glanduleux. Les flétrissures qu'elle imprime sur la peau s'étendent au visage comme à toutes les autres parties.

La *vaccination* ne produit pas une maladie. Loin d'entraîner des suites fâcheuses ou funestes, elle semble, chez quelques individus, exciter des révolutions salutaires. Les marques qu'elle laisse sont bornées à l'endroit même où le fluide a été inséré; ainsi elle n'altère jamais les agréments de la figure.

2° L'*inoculation* de la petite-vérole n'était praticable, ni dans les grandes chaleurs de l'été, ni pendant les froids rigoureux de l'hiver; du moins on n'osait pas la pratiquer dans l'une ou dans l'autre circonstance, parce qu'on avait observé alors des accidents très-graves. On s'abstenait d'inoculer les personnes affectées d'écrouelles ou de scorbut. On agissait de même à l'égard des gens valétudinaires, des femmes enceintes et des filles près d'être nubiles.

La *vaccination* se pratique sans crainte d'accidents, à tout âge, dans toutes les saisons, dans tous les climats et dans toutes les circonstances. Les valétudinaires comme les bien-portants sont appelés à jouir de ses bienfaits.

3° L'*inoculation* produisant la petite-vérole même, perpétue et multiplie les dangers d'une contagion singulièrement subtile. Ainsi par l'inoculation il serait impossible de réaliser l'espérance d'éteindre les épidémies varioliques, espérance que l'on peut raisonnablement concevoir des effets de la vaccination.

La *vaccination* sert à préserver de la petite-vérole. Le vaccin ne renferme aucun germe de maladie ; il ne peut se communiquer ni par l'air ni par les vêtements ; il ne laisse point échapper des émanations épidémiques. L'espoir d'anéantir la petite-vérole se réalisera, lorsque la vaccination aura été universellement mise en pratique. Déjà plusieurs contrées jouissent de cet heureux résultat, notamment le cap de Bonne-Espérance.

LE PÈRE DE FAMILLE.

Si le sujet sur qui l'on prend le vaccin est infecté de quelque maladie, ne court-on pas le danger de communiquer cette maladie à la personne que l'on vaccine ?

LE MÉDECIN.

Il importe plus de faire attention au sujet que l'on veut vacciner, qu'à celui chez lequel on doit puiser le vaccin. Je ne prétends pas blâmer ceux qui désirent prendre le vaccin sur un individu bien-portant. Mais il convient de dissiper toute crainte à cet égard.

Il a été reconnu par les épreuves les plus multipliées et les plus variées, que le fluide vaccinal ne peut transmettre que la vaccine, quel que soit le sujet sur lequel il aura été pris. On l'a puisé chez des individus qui avaient en outre, soit la petite-vérole, soit la gale, la teigne, la rougeole, les écrouëlles; on l'a puisé chez des mourants; il n'en est résulté aucune altération dans ses qualités, aucune modification dans son développement.

Une vérité connue des anciens comme des modernes, c'est qu'un individu peut avoir, à la fois, plusieurs virus ou germes de maladie contagieuses. Ces différents virus peuvent compliquer une maladie, mais ils ne se confondent jamais dans un même foyer.

Voici un exemple qui confirme bien cette vérité. Chez un enfant âgé de quatre ans, vacciné depuis trois jours, la petite-vérole et le vaccin se développèrent en même temps. A côté d'un bouton vaccinal s'éleva un bouton varioleux. Ils étaient tellement rapprochés l'un de l'autre qu'ils paraissaient se confondre, et que les seuls moyens de les distinguer consistaient dans l'aspect du fluide qu'ils contenaient chacun, et qui n'était séparé que par une espèce de cloison membraneuse très-mince. On inocula un enfant avec le fluide vaccinal et un autre avec le pus varioleux. Chez le premier on vit la vaccine se développer et parcourir une marche régulière; le second fut atteint d'une petite-vérole bien caractérisée.

Nous pourrions, en quelque façon, comparer le vaccin à une branche de pêcher greffée sur un prunier. Peu importe que celui-ci soit d'une bonne ou mauvaise espèce, la branche greffée n'en produira pas moins des pêches dont la qualité naturelle ne sera point altérée ; cette branche ne participera point de la saveur du prunier, quoiqu'elle prenne son accroissement sur lui et qu'elle en tire sa substance.

Ne perdons pas de vue que, tous les jours, dans la pratique, on puise le vaccin sur un seul individu pour l'inoculer à plusieurs.

Il peut bien arriver que dans le nombre des vaccinés un ou même deux tombent malades ; mais alors on remarque aussi que tous les autres jouissent d'une santé souvent mieux confirmée qu'auparavant. Donc ce n'est pas au vaccin qu'on peut attribuer la maladie qui affecte ce seul individu ; il faut en rechercher la cause dans une disposition particulière à devenir malade. En effet, si par le vaccin il pouvait y avoir transmission de quelque germe morbifique, cette transmission ne se bornerait pas à un seul individu, elle atteindrait tous ceux pour qui l'on aurait puisé ce fluide à la même source.

Voudrait-on objecter qu'à la suite de la vaccination, il survient quelquefois des éruptions, tantôt partielles, tantôt générales ? Mais ces éruptions consistent simplement en pustules qui ressemblent, parfois à de petites vésicules, d'autrefois à des grains de millet; jamais elle n'ont un caractère de malignité, jamais elles ne laissent, après la guérison, de suites fâcheuses.

LE PÈRE DE FAMILLE.

On cite pourtant des accidents graves, quelques-uns même mortels, qui ont eu lieu chez des personnes vaccinées.

LE MÉDECIN.

On aurait tort d'imputer à la vaccine de tels accidents. Dans tous les temps de la vie nous sommes exposés à devenir malades; ainsi une maladie peut se déclarer après la vaccination. Pour prétendre qu'une maladie est véritablement causée par la vaccine, il faudrait, avant tout, démontrer que le sujet qui en est affecté, n'a pas été, depuis la vaccination, exposé à des causes capables de le rendre malade; il faudrait être assuré qu'il n'avait pas des dispositions à l'invasion de la maladie, dispositions héréditaires ou dépendantes de son tempéramment.

On voit souvent une impression, une émotion, une chute, être accidentellement l'occasion du développement d'une maladie dont les éléments préexistaient et n'attendaient que cette occasion pour se manifester. Il est possible que, dans des circonstances que nous ne saurions ni déterminer ni prévoir, le mouvement fébrile qui suit la vaccination devienne aussi *l'occasion* d'une maladie, sans en être la *cause*, et qu'il fasse ce qu'aurait fait également toute autre impression ou émotion survenue à la même époque.

Au reste les accidents que l'on veut mettre sur le compte de la vaccine se présenteraient souvent, si elle en était la cause. Or, après avoir recueilli exactement tous les faits bien observés, à Londres, à Genève, à Madras, à Paris, dans les diverses parties de la France et dans tous les états de l'Europe, les accidents défavorables ne se sont manifestés que dans le rapport, tout au plus, de un ou deux sur un million d'individus vaccinés. J'ose le dire, il serait déraisonnable et même injuste de les imputer à la vaccine.

QUATRIÈME ENTRETIEN.

SOMMAIRE.

De la vaccination. — Origine du vaccin. — Comment on le conserve, et comment on l'inocule. — Conduite pour assurer le succès de la vaccination. — Corollaires.

LE PÈRE DE FAMILLE.

MONSIEUR le docteur, après avoir mûrement réfléchi sur tout ce que vous m'avez dit dans nos précédents entretiens, je conçois qu'il serait difficile d'élever des doutes sur l'efficacité de la vaccine; ainsi j'ai résolu de faire vacciner mes enfants.

Maintenant, si je ne craignais d'abuser de votre complaisance, je vous prierais de me dire d'où nous vient le vaccin ?

LE MÉDECIN.

Le vaccin existe dans les pustules du cowpox, nom qu'en Angleterre on donne à une éruption particulière qui a son siége au pis des vaches. C'est un docteur anglais, nommé JENNER, qui en 1795, reconnut dans ces pustules la vertu anti-variolique. On lui attribue tout l'honneur de cette découverte ; la France pourrait en revendiquer une partie pour Monsieur RABEAU DE SAINT-ETIENNE, ministre protestant, mort victime de la révolution. On a trouvé dans ses cartons une lettre où il est dit : qu'il pensait que l'on pouvait neutraliser la petite-vérole au moyen d'un préservatif dont il avait parlé à un médecin anglais nommé Pew. Cette lettre a été déposée par M. Chaptal, dans les archives d'agriculture du midi. M. Pew avait eu divers entretiens avec M. Jenner, quelque temps avant la publicité donnée par celui-ci à ses sages expériences, faites dans le comté de Glocester. Quoiqu'il en soit, c'est au docteur Jenner que le genre humain est redevable de la propagation de la vaccine; et son nom attaché à cette importante découverte jouit d'une célébrité justement méritée.

LE PÈRE DE FAMILLE.

Pourquoi, quand on veut vacciner, ne puise-t-on pas le fluide au pis des vaches? il me semble que cela vaudrait mieux.

LE MÉDECIN.

Le vaccin recueilli sur les boutons de ceux qui ont été vaccinés, produit une éruption bénigne, tandis que celui qui est fourni par le *cowpox* cause quelques accidents, tels que le frisson, des lassitudes, des vomissements, l'ulcération de la partie.

LE PÈRE DE FAMILLE.

Peut-on avoir du vaccin en tout temps?

LE MÉDECIN.

Oui; parce qu'on peut le conserver dans des tubes de verre, ou sur des corps non susceptibles de s'oxider, c'est-à-dire d'être altérés par l'air, tels que l'or, l'ivoire, l'écaille, le fil, le verre; un soin essentiel est de le soustraire au contact de l'air, de la lumière, de la chaleur et de l'humidité. On appelle vaccin desséché celui que l'on conserve de cette manière. Avant de s'en servir, il faut le délayer avec un peu d'eau tiède. Mais le vaccin frais est plus sûr pour produire la vraie vaccine. Il doit être limpide et visqueux; on le trouve en cet état, ordinairement, du *septième* au *douzième* jour.

LE PÈRE DE FAMILLE.

Qu'elle différence il y a-t-il entre vaccin, vaccine et vaccination?

LE MÉDECIN.

Le *vaccin* est le fluide même.

La *vaccine* est le vaccin considéré sous les rapports préservatifs.

La *vaccination* est l'opération par laquelle on inocule le vaccin.

LE PÈRE DE FAMILLE.

Comment fait-on cette opération ?

LE MÉDECIN.

Rien n'est plus simple. On pique légèrement avec une lancette la pustule dans laquelle on se propose de puiser le vaccin. Cette piqûre se pratique sur le bourrelet de la pustule. Le liquide sort peu à peu et forme une goutelette ronde.

Après avoir reçu sur la pointe de la lancette, une portion du vaccin, on saisit fortement et postérieurement, avec la main gauche, le bras du sujet que l'on se dispose à vacciner. On distend la peau, dans laquelle on fait la piqûre, en introduisant l'instrument avec la main droite, suivant une direction moitié horizontale et moitié perpendiculaire, jusqu'à ce qu'il paraisse une légère teinte rouge. On laisse ensuite séjourner, un instant dans la plaie, l'instrument que l'on agite doucement.

Il faut après l'insertion du vaccin laisser sécher la petite plaie. On évite que les piqûres soient en contact avec de la laine; on a soin que les bras ne soient pas serrés par des vêtements étroits. Il faut s'abstenir de gratter les boutons, de peur de faire avorter l'effet préservatif, qui n'a lieu que lorsque l'aréole se forme.

Comme la vaccine n'est pas à proprement parler une maladie, le traitement qu'elle exige est presque nul. Il consiste à éviter les écarts de régime et certaines circonstances qui, même dans un état de parfaite santé, pourraient devenir nuisibles.

Après la chute de la croûte vaccinale, quelques médecins sont dans l'usage d'administrer un ou deux légers purgatifs. Cela n'est pas nécessaire, et ne devrait se faire que dans le cas où il se manifesterait des signes indicateurs de purger.

LE PÈRE DE FAMILLE.

Après l'opération, celui qui a vacciné n'a donc plus rien à faire ?

LE MÉDECIN.

Comme l'efficacité préservative de la vaccine consiste essentiellement dans un mouvement de la nature, dans un travail général et intérieur qui n'est pas toujours apparent, *il est nécessaire d'en observer exactement la marche*. En outre il peut arriver que la vaccination soit suivie de fièvre avec différents symptômes d'irritation locale ou générale. Cela peut arriver, principalement chez les nouveaux-nés, chez les personnes d'une constitution nerveuse, à l'époque de la dentition, ou lorsque les piqûres sont très-multipliées et que les aréoles se confondent. Il ne suffit donc pas d'avoir inséré le vaccin en faisant quelques piqûres; il faut s'assurer s'il se éveloppe *régulièrement.* C'est là le devoir le plus important des vaccinateurs. La négligence à remplir ce devoir est peut-être ce qui, dans le public, a fait le plus de tort à la vaccine; parce que beaucoup d'enfants vaccinés, n'ayant eu qu'une fausse vaccine, se sont trouvés plus tard atteints de la petite-vérole.

J'ai vu des chirurgiens, excités par l'appât de la récompense que le gouvernement donne à celui qui pratique le plus de vaccinations, ne s'attacher qu'à présenter une grande nomenclature de vaccinés, sans s'inquiéter si le vaccin s'était développé d'une manière régulière.

Il y en a qui, pour grossir la nomenclature, inscrivent sur leurs listes les opérations faites par plusieurs de leurs confrères. Ceux-ci, loin de prétendre à leur disputer la palme, se prêtent volontiers à cette innocente supercherie. On pourrait excuser ces arrangements faits à l'amiable, si les vaccinateurs avaient soin de suivre avec attention et exactitude la marche de la vaccine. Faute d'examiner tout par eux-mêmes, ils s'exposent à être induits en erreur et à laisser ainsi la personne opérée dans une trompeuse sécurité.

LE PÈRE DE FAMILLE.

Pendant le cours de la vaccine, que faut-il faire s'il se présente des symptômes violents?

LE MÉDECIN.

On remédie facilement et promptement à des symptômes violents, par un bain tiède, une tisane d'orge ou de chiendent, et surtout en ouvrant les boutons et procurant ainsi leur déplétion.

LE PÈRE DE FAMILLE.

Mais si la marche de la vaccine est faible et languissante, que convient-il de faire?

LE MÉDECIN.

On seconde les efforts de la nature par quelques boissons propres à faciliter la transpiration, telles qu'une infusion de bourrache, de camomille, de fleurs de sureau, etc. Il importe, en ces cas, de ne point percer ni ouvrir les pustules vaccinales.

LE PÈRE DE FAMILLE.

Si la vaccine ne se développe pas, ou si sa marche irrégulière fait reconnaître une fausse vaccine, que faut-il faire ?

LE MÉDECIN.

Il faut renouveler la vaccination, et ne point se laisser décourager par quelques tentatives infructueuses. Il y a eu des sujets qu'on a été obligé de vacciner jusqu'à sept et huit fois. On ne doit point négliger de réitérer cette opération, tant que l'on saura d'une manière positive que le sujet n'a jamais eu la petite-vérole, ou que la vaccine ne s'est pas régulièrement développée chez lui. Mais toute tentative serait inutile sur une personne qui aurait eu la petite-vérole ou la vraie vaccine.

LE PÈRE DE FAMILLE.

Dans la suite peut-on reconnaître si un individu a eu la vraie vaccine ?

LE MÉDECIN.

On le reconnaît à la trace qui reste après la chûte de la croûte vaccinale ; cette trace forme un petit creux, et, je vous l'ai déjà dit, la fausse vaccine ne laisse ordinairement qu'une tache. Cependant, comme chez certaines personnes, le tissu de la peau est tellement organisé que la trace se trouve à peine perceptible, et que l'on peut s'y méprendre, il conviendrait d'exiger un certificat du vaccinateur qui attesterait que la vaccine a parcouru régulièrement sa marche.

Ce serait le meilleur moyen pour ne laisser aucun doute, et cela obvierait à beaucoup d'abus. Par exemple, on a vu bien souvent des nourrices, soit par préjugé, soit par cupidité, ne point faire vacciner leur nourrisson, malgré la recommandation expresse des père et mère, et assurer pourtant l'avoir fait. Les parents, après avoir remboursé de prétendus frais de vaccination, vivaient en sécurité, lorsqu'une petite-vérole bien caractérisée venait dévoiler la supercherie, pour ne pas dire la mauvaise foi des nourrices, et leur arracher un aveu trop tardif.

LE PÈRE DE FAMILLE.

Ce que vous avez eu la complaisance de me dire sur la petite-vérole et sur la vaccine a dissipé mes doutes, détruit mes préjugés, et m'a convaincu de l'efficacité du préservatif. Je voudrais être capable de résumer tous nos entretiens; je me ferais un devoir de les communiquer à tous ceux qui daigneraient m'écouter, et je suis persuadé d'avance qu'ils ne tarderaient pas à partager ma conviction.

LE MÉDECIN.

Je puis facilement seconder vos désirs par une série de *Corollaires*.

Nous appelons Corollaire la conséquence tirée de ce qui a été précédemment proposé, décrit ou démontré.

Premier corollaire.

La petite-vérole est une maladie souvent mortelle, dont le germe n'est pas inné avec nous, et qui ne sert nullement à dépurer le sang ni les humeurs. L'on est susceptible de la contracter, au moins une fois, soit par contagion, soit en respirant un air infecté de ses miasmes.

Deuxième corollaire.

La vraie vaccine préserve de la petite-vérole aussi efficacement qu'une atteinte de cette maladie, en détruisant la disposition individuelle à la contracter.

Troisième corollaire.

La vaccination est une opération simple et exempte de danger.

Quatrième corollaire.

Le vaccin ne se mêle et ne se confond jamais avec un autre virus ; il ne transmet que la vaccine, quand même le sujet chez lequel on le puise serait affecté de quelque maladie.

Cinquième corollaire.

Le même vaccin produit chez certains la *vraie* vaccine, chez d'autres la *fausse*. Cela dépend des dispositions individuelles du vacciné.

Sixième corollaire.

La vraie vaccine suit une marche régulière et analogue à celle de la petite-vérole.

Septième corollaire.

Le développement d'un seul bouton de vraie vaccine suffit pour produire l'effet préservatif.

Huitième corollaire.

La vraie vaccine, quand elle coïncide avec la petite-vérole, n'empêche pas le développement de cette maladie, sur laquelle cependant elle a une influence qui amène d'heureux résultats.

Neuvième corollaire.

Le devoir le plus important du vaccinateur est de s'assurer si le vaccin se développe régulièrement.

Dixième corollaire.

L'espoir d'anéantir la petite-vérole se réalisera lorsque la vaccination aura été universellement mise en pratique. Pour arriver à ce but les magistrats ne doivent rien négliger, et l'intérêt général de la société exige qu'ils emploient toute sorte de mesures.

NOTICE

SUR

DEUX NOUVEAUX PROCÉDÉS

D'OPÉRATIONS CHIRURGICALES.

NOTICE

SUR

DEUX NOUVEAUX PROCÉDÉS

D'OPÉRATIONS CHIRURGICALES,

DONT L'AUTEUR DE CET OPUSCULE EST INVENTEUR.

L'un a pour but de dissoudre les calculs urinaires dans la vessie; l'autre de guérir le bec-de-lièvre, à tout âge et sans le concours des aiguilles.

Procédé pour dissoudre les calculs urinaires.

SAISIR la pierre dans la vessie, la renfermer dans un sac, la séparer ainsi des parois de l'organe, la mettre hors du contact des urines, en un mot, *l'isoler*, telle est, en partie, la nouvelle méthode de l'auteur.

L'isolation s'exécute avec facilité, promptitude et sans douleur.

Le sac pour isoler la pierre est introduit par le canal de l'urètre, au moyen d'un tube d'argent du diamètre de quatre lignes.

Les instruments pour introduire le sac et saisir la pierre sont d'un mécanisme extrêmement simple.

Le liquide dissolvant est extrait des végétaux, et pourrait, sans le moindre danger, être mis en contact avec les parois de la vessie.

Que les calculs soient d'acide urique, d'oxolate de chaux, ou de phosphate ammoniaco-magnésien, ou bien de toute autre nature, le même dissolvant convient ; ce qui n'est pas la partie la moins importante du procédé ; c'est celle qui a exigé de la part de l'auteur beaucoup de recherches. Il y a deux ans qu'il était parvenu à *isoler* les calculs ; se trouvant arrêté par la nécessité d'un dissolvant convenable, il consulta plusieurs de ses confrères, divers savants chimistes, et notamment le célèbre collaborateur de FOURCROY, Monsieur le professeur VAUQUELIN. Tous l'ont aidé plus ou moins de leurs conseils ; enfin, après de nombreux tâtonnements et des épreuves multipliées sur le mannequin, il est parvenu au but désiré.

Procédé pour guérir le bec-de-lièvre.

L'avantage de ce procédé consiste en un nouvel instrument dont l'action est telle que l'opération peut se faire à tout âge, dans les cas les plus graves, et avec certitude du succès.

L'auteur appelle cet instrument *senostat.* Il y a fait un nouveau changement qui facilite extrêmement l'opération, et dispense absolument de l'emploi douloureux des aiguilles.

Dans les autres méthodes, indépendamment des douleurs violentes occasionées par les aiguilles, on a tout à redouter du rire, des pleurs, ou de toute autre cause capable d'exciter le mouvement et la contraction des muscles de la lèvre. On a vu souvent, en effet, la secousse brusque imprimée par l'éternuement détruire en un clin d'œil des guérisons qui touchaient à leur fin.

L'expérience atteste que les malades traités par le moyen du *senostat* ne sont exposés à aucun de ces accidents; bien plus, ils peuvent, sans inconvénient, parler et prendre de la nourriture le jour même de l'opération.

Le succès est toujours assuré, le traitement infiniment moins douloureux, et la guérison beaucoup plus prompte.

Les soins sont donnés gratuitement aux gens peu fortunés.

FIN.

TABLE

DES MATIÈRES.

FIN DE LA TABLE.

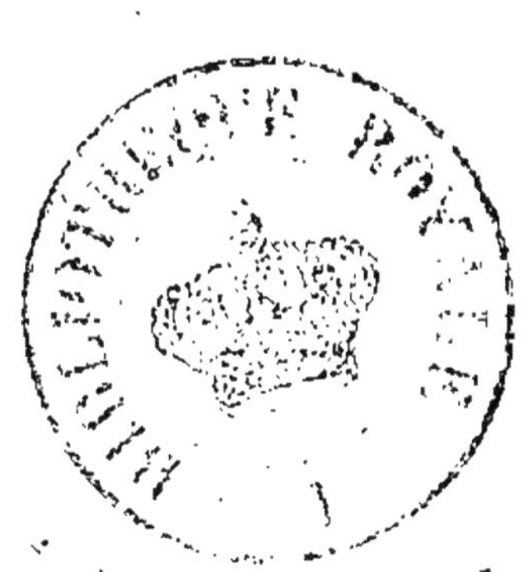

www.ingramcontent.com/pod-product-compliance
Ingram Content Group UK Ltd.
Pitfield, Milton Keynes, MK11 3LW, UK
UKHW020325250726
13967UKWH00004B/1868